RAPPORT

A MONSIEUR LE MINISTRE

DE

L'INSTRUCTION PUBLIQUE

RAPPORT

A MONSIEUR LE MINISTRE

DE

L'INSTRUCTION PUBLIQUE

MONSIEUR LE MINISTRE

Nous avons l'honneur de vous adresser le rapport de la commission nommée par arrêté du 19 juillet 1881 pour faire une enquête médicale sur l'état sanitaire de l'École normale des Instituteurs de la Seine.

La commission s'est réunie quelques jours après sa nomination : elle proposa tout aussitôt, les mesures qui lui parurent les plus urgentes, dans le but d'enrayer l'épidémie de fièvre typhoïde qui sévissait alors à l'École normale. L'administration s'empressa d'appliquer ces mesures.

Ce n'était là pour ainsi dire qu'une entrée en matière. La commission se mit à l'œuvre avec activité pour remplir la mission qui lui avait été confiée. Elle est convaincue, à la suite de son enquête, que des modifications plus profondes sont nécessaires et imposées par les règles de l'hygiène, en dehors même de toute préoccupation d'épidémie.

Nous avons soigneusement examiné les côtés défectueux des bâtiments ; nous avons étudié également, au point de vue médical, la population scolaire, et nous avons constaté que, d'une part, les bâtiments sont malsains et contaminés par le poison typhique, que, d'autre part, les élèves sont particulièrement prédisposés par leur âge, par leur vie antérieure au grand air, par le non acclimatement, à contracter certaines maladies et particulièrement la fièvre typhoïde.

C'est l'exposé de cette situation et l'ensemble des réformes qui nous paraissent propres à y porter remède que nous avons l'honneur de vous transmettre aujourd'hui.

Veuillez recevoir, Monsieur le Ministre, l'assurance de notre profond respect,

LES MEMBRES DE LA COMMISSION :

M. VULPIAN, *membre de l'Institut, professeur à la Faculté de médecine de Paris, président ;*

M. Cernesson, *membre du Conseil général, vice-président*;

M. Martial Bernard, *président de la commission de surveillance*;

M. Bouchardat, *professeur à la Faculté de médecine de Paris, membre de l'Académie de médecine*.

M. Bouchard, *professeur à la Faculté de médecine de Paris*;

M. le docteur Bourceret; *ancien interne des hôpitaux de Paris*;

M. Georgin, *inspecteur de l'Enseignement primaire*.

RAPPORT

DE LA COMMISSION CHARGÉE DE L'ENQUÊTE MÉDICALE
SUR L'ÉTAT SANITAIRE
DE L'ÉCOLE NORMALE DES INSTITUTEURS DE LA SEINE
ET EN PARTICULIER SUR UNE ÉPIDÉMIE DE FIÈVRE TYPHOÏDE

**MM. Vulpian, Cernesson, Martial Bernard, Bouchardat,
Bouchard, Bourceret, Georgin.**
MM. Bouchard *et* **Bourceret,** *rapporteurs*.

L'École normale d'instituteurs de la Seine prit possession des bâtiments qu'elle occupe actuellement au mois d'octobre 1872. Dès cette époque, ou peu après, la fièvre typhoïde y fit son apparition, et pendant la *première année*, le nombre des élèves atteints fut de 7 à 8 sur les 25 qui composaient la première promotion : soit le tiers de la population scolaire.

Ce chiffre élevé, effrayant, a vivement frappé l'attention de la commission : elle s'est demandé s'il n'y avait pas, dans l'installation même de l'École normale, un vice originel qu'il importait de découvrir.

Aussi, avant d'étudier l'épidémie récente, il nous a paru de toute nécessité de faire un retour dans le passé et de chercher tous les renseignements qui pourraient nous mettre sur la voie du foyer d'infection qui paraît remonter à une date bien antérieure à la dernière manifestation typhique pour laquelle nous avons été consultés.

La commission ne pouvait mieux faire, pour obtenir des renseignements précis, que de s'adresser aux médecins de l'École, et elle convoqua MM. Riant et Sée.

M. Riant a assisté à l'établissement de l'École normale. Il fut consulté à cette époque pour donner son avis sur l'état de salubrité des bâtiments; M. Riant émit un avis défavorable, dont il ne fut pas tenu compte. Son avis, cependant, était motivé sur les considérations suivantes : Les bâtiments proposés avaient été occupés successivement en 1870-71 par les mobiles et ensuite par les fédérés. Le résultat de ces occupations successives, est-il besoin de le dire, avait été de mettre ces bâtiments dans un état de malpropreté extrême; de plus, lorsque Paris fut enlevé aux fédérés par l'armée régulière, le bâtiment fut criblé de projectiles et resta pendant un certain temps abandonné, les fenêtres brisées, ouvert à la pluie et à tous les vents. C'est dans ces conditions déplorables que l'École normale fut installée dans cette maison. Des réparations étaient nécessaires, car les parquets étaient souillés et pourris pour la plupart; les murs étaient humides, ruisselants d'eau par place. On fit les plus grosses réparations; malheureusement, de l'aveu de M. Riant, elles furent incomplètes et insuffisantes; on négligea beaucoup de mesures hygiéniques que commandaient l'encombrement, la malpropreté et probablement la contamination antérieure résultant du séjour des troupes.

Nous ajouterons encore que les bâtiments sont déjà vieux et qu'ils ont été occupés avant le siège de Paris par un pensionnat privé. Il eût été intéressant de savoir quel était à cette époque l'état sanitaire; nous n'avons pu recueillir aucun renseignement précis à cet égard.

Après ce que nous venons de rapporter, on ne doit pas s'étonner que depuis l'installation de l'École normale, la fièvre typhoïde se soit montrée chaque année et ait frappé un nombre relativement considérable d'élèves.

Ces renseignements nous ont été fournis de mémoire par M. Riant. Les registres d'infirmerie, tenus exactement par notre confrère, ont été consignés avec tous les registres de l'École au greffe du tribunal, à la suite d'un procès, et il nous a été impossible d'établir une statistique rigoureuse jusqu'à la dernière épidémie.

Le nombre des élèves, qui était d'abord de 25, fut l'année suivante de 50, et la troisième année de 75, chiffre représentant les trois promotions qui accomplissent, en se renouvelant par tiers chaque année, le programme des cours, dont la durée est de trois ans.

On éleva progressivement le nombre des admis de chaque promotion et, l'année dernière, pendant l'épidémie dont il s'agit, le nombre total des élèves était de 104.

Les bâtiments où se trouvait l'École normale n'avaient pas comme destination unique l'installation de cette école; en effet, on y établissait bientôt une école primaire contenant actuellement 300 élèves, et peu après, l'école J.-B. Say, qui compte 120 pensionnaires, 60 demi-pensionnaires et 170 externes.

Il y a donc accumulation sur le même point d'un grand nombre d'enfants et de jeunes gens (7 à 800) qui sont, il faut le remarquer tout de suite, dans des conditions bien différentes au point de vue de la réceptivité morbide, conditions sur lesquelles nous reviendrons, et qui expliquent comment l'École normale est particulièrement éprouvée par la maladie.

Aux mauvaises conditions hygiéniques que nous citions plus haut, venait donc encore s'adjoindre un certain degré d'encombrement.

Aussi, la fièvre typhoïde fit-elle élection de domicile à l'École normale, et on peut dire qu'elle y existe à l'état endémique; il n'y a pas eu, à proprement parler, une succession d'épidémies, mais des recrudescences d'une sorte d'endémie. Ces recrudescences ont en général coïncidé avec l'époque des chaleurs, c'est-à-dire avec la fin de l'année scolaire, alors que les élèves travaillaient le plus et étaient déjà fatigués par le travail antérieur de toute l'année; alors que le niveau des eaux souterraines était le plus abaissé et les fermentations du sous-sol le plus actives.

Enfin pour compléter ces quelques détails rétrospectifs, disons que la fièvre ne paraît jamais avoir été importée de l'extérieur à l'intérieur. M. Riant l'a toujours vue naître dans l'école.

Dernière épidémie. — Nous arrivons maintenant à la dernière épidémie. La maladie n'atteint pas tout d'un coup un grand nombre d'élèves; elle s'établit insidieusement et alla en augmentant progressivement depuis le mois de décembre, où elle débuta, jusqu'au mois d'avril, époque à laquelle l'école fut licenciée sur le conseil de M. Vulpian. Quelques travaux de désinfection furent exécutés pendant le licenciement de l'école; aussi, dans les mois de mai, juin et juillet, on n'observa plus de nouveaux cas. Il y eut cependant un cas en mai; mais l'élève atteint est revenu de vacances malade et il est probable qu'il avait contracté la maladie en avril, avant le licenciement de l'école.

Cet état sanitaire satisfaisant ne se maintint pas

et, dans le mois d'août, deux nouveaux cas furent signalés avant les vacances.

En résumé, du mois de décembre 1880 au mois d'août 1881, il y eut 13 cas qui se décomposent ainsi :

Décembre 1880, 2 cas, *2 élèves de première année.*
Janvier 1881   0
Février —   1   *1 élève de première année.*
Mars   —   3   *2 élèves de première année.*
                    1 élève de troisième année.
Avril   —   4   *2 élèves de première année.*
                    1 élève de deuxième année.
                    1 élève de troisième année.
Licenciement de l'école en avril.
Mai   —   1 cas, *1 élève de deuxième année* (1).
Juin   —   0
Juillet —   0
Août   —   2   *1 élève de première année.*
                    1 élève de deuxième année.

Sur ces 13 cas, il y eut 3 décès.

Nous n'avons rien de particulier à dire sur la forme de la maladie ; l'épidémie n'eut sous ce rapport aucun caractère tranché. Son mode de propagation, au contraire, présente quelques particularités intéressantes que nous allons relever.

Les 5 premiers élèves pris étaient de première année, ce n'est en quelque sorte qu'au moment

---

(1) Cet élève est revenu malade à l'école ; la maladie a été contractée avant le licenciement. Il n'y a pas eu de cas nouveaux en mai.

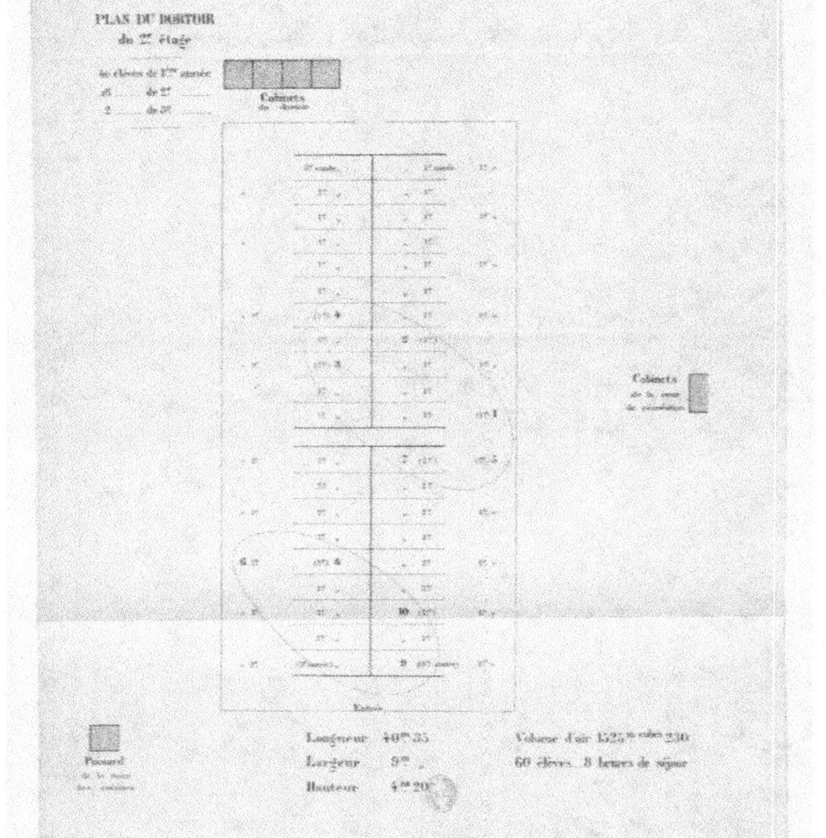

PLAN DU DORTOIR
du 2e étage
les élèves de 1re année
de 2e
de 3e
Cabinets
Cabinets de la cour de récréation
Entrée
Placard de la mise des cahiers
Longueur   40m35
Largeur   9m
Hauteur   4m20
Volume d'air 1525m cube 230
60 élèves. 8 heures de séjour

où l'épidémie fut confirmée, et en pleine activité pour ainsi dire, que les élèves de deuxième
et de troisième année furent atteints à leur tour.
Encore furent-ils beaucoup moins éprouvés que
les élèves de première année; car les deux promotions réunies de deuxième et troisième année
ne fournissent que 5 cas sur les 13 (3 pour la
deuxième année, 2 pour la troisième), les 8 autres
cas sont fournis par les élèves de première
année.

Les promotions étant en moyenne de 30 à 35,
on voit *que le quart environ des élèves de première
année fut frappé par la maladie*. C'est, du reste,
toujours ainsi que les choses se sont passées
dans les épidémies antérieures.

Une deuxième remarque importante à faire est
la suivante : De ces 13 élèves 10 couchaient dans
le même dortoir.

En jetant les yeux sur le plan ci-joint de ce
dortoir (dortoir n° 2), on voit que les 5 premiers
cas et le septième sont situés dans un espace
restreint entourant le lit du premier élève attaqué;
pour préciser, dans moins du tiers médian du
dortoir, 6 élèves sur 18 ou 20 ont été pris. De
ce foyer, l'épidémie passa à une des extrémités
du dortoir et frappa 4 élèves sur 16 environ.
L'importance de ces détails ne peut échapper, ils
prouvent qu'une fois le foyer constitué il s'étend
de proche en proche; ils prouvent aussi que la

diffusion est plus restreinte et plus limitée pour les miasmes typhiques que pour les autres affections contagieuses.

Ajoutons, de plus, que M. Bousquet, préfet des études, qui n'était à l'école que depuis un an et qui a malheureusement succombé à la fièvre typhoïde, habitait un appartement situé directement au-dessus du premier foyer signalé dans le dortoir.

Enfin 2 élèves seulement du premier dortoir furent atteints ; le premier était depuis trois ans à l'école, la maladie se termina par la mort ; le deuxième n'était à l'école que depuis 3 jours, la maladie dura 2 mois et se termina par la guérison.

Depuis la rentrée, de nouveaux cas se sont encore produits. Ils sont moins fréquents que l'année dernière. Mais ils montrent qu'il y a dans l'école un foyer permanent et qu'une épidémie peut éclater d'un moment à l'autre.

Après avoir pris connaissance de ces renseignements, nous avons étudié successivement les bâtiments et le personnel.

Étude des bâtiments. — Il ne nous paraît pas utile de faire la topographie complète des bâtiments ; un coup d'œil jeté sur le plan serait plus instructif ; nous nous bornerons à signaler les points défectueux. Nous insisterons tout d'abord sur la position géologique qui présente un certain intérêt.

L'École normale est située sur le versant d'une colline qui, partant de Passy, aboutit, après avoir décrit plusieurs ondulations secondaires, à la Seine. Sous la couche végétale, on rencontre le sable, et sous la couche de sable une couche d'argile qui, partant des hauteurs de Passy, suit les ondulations que nous indiquions plus haut et vient s'épanouir sur les rives du fleuve. D'après les renseignements qui nous sont fournis (MM. Cernesson, et Sée), cette couche argileuse, en arrivant à Auteuil, commence à se segmenter et n'existe plus qu'à l'état de ramifications plus ou moins larges et plus ou moins rapprochées. D'autres renseignements fournis par M. Jouvion, économe de l'École normale, permettent d'établir, que sous les bâtiments occupés actuellement la couche glaiseuse est presque continue et très voisine du sol (1^m,50 à peine par place). Est-il besoin de dire que cette disposition est mauvaise en ne permettant pas l'absorption complète par le sol des eaux et des matières qu'elles peuvent tenir en suspension? La stagnation des eaux dans le sous-sol est si réelle que les élèves ont dû exécuter eux-mêmes pendant la première année de nombreux déplacements de terre pour se créer un jardin à la place d'une sorte de marécage qui existait à l'extrémité sud de l'école.

Du reste, les terrains voisins sont encore, à l'époque des pluies, complètement inondés et transformés pour ainsi dire en étangs.

Humidité et imperméabilité, telle est donc la caractéristique de ce terrain.

Nous passons maintenant à l'aménagement des bâtiments. — Nous allons énumérer successivement les points qui nous ont paru mériter des réformes.

1° Dortoirs. — Ils sont au nombre de deux contenant chacun 50 à 60 élèves. Le dortoir n° 2, là où l'épidémie s'est déclarée et propagée, contient 60 lits. La longueur est de $40^m,35$, la largeur de 9 mètres, la hauteur de $4^m,20$, le volume d'air de 1 525 mètres cubes. Une cloison longitudinale de $2^m,50$ de hauteur, située au milieu du dortoir, le partage en deux parties égales dans le sens de la longueur; de cette cloison longitudinale, partent d'autres petites cloisons transversales qui séparent ainsi le dortoir en une série de petites loges fermées en avant par des rideaux. Chaque élève a ainsi sa chambre à part. Ce système n'est pas approuvé par la majorité de la commission. Tout en reconnaissant ce qu'il peut avoir d'agréable pour les élèves, nous croyons qu'il gêne la libre circulation de l'air et qu'il nécessite des soins de propreté extrême qui exigeront, si on veut le maintenir, une surveillance incessante.

Nous disions que ces cloisons interceptaient

le renouvellement facile de l'air; c'est, dans l'espèce, une circonstance d'autant plus fâcheuse que l'on n'a établi aucun système de ventilation dans ces dortoirs.

2° Fosses d'aisances. — La commission tout entière appelle l'attention de l'Administration supérieure sur les améliorations urgentes qu'il importe de substituer au système actuel. Il n'y a à l'École normale que des fosses fixes. Ce système, mauvais partout chaque fois qu'il y a accumulation d'hommes sur le même point, est ici particulièrement regrettable à cause de la nature du terrain (imperméable). En outre, ces fosses sont très nombreuses et situées : les unes, sous la maison; les autres, au milieu des cours : elles sont ouvertes à l'air libre, et il n'y a ni siège, ni obturateur. Des cabinets d'aisances, en trop grand nombre, situés dans la maison même, à tous les étages, autour des salles d'étude et des dortoirs, sont mal établis et insalubres. Nous n'insiterons pas plus sur ces différents points, car il nous semble qu'il suffit de les signaler : les raisons de changer un pareil état de choses s'imposent d'elles-mêmes, surtout quand on sait que les matières fécales sont un des principaux agents de la transmission de la fièvre typhoïde et de beaucoup d'autres affections. Ces cabinets ainsi installés sont, malgré les soins que l'on peut en prendre, toujours sales; ils répandent une mauvaise odeur qui,

suivant la nature du vent, empeste les élèves,
soit au dortoir, soit dans les salles d'études,
soit même au réfectoire. L'odeur qui s'exhale
de ces fosses est souvent si repoussante, que
M. Sée, médecin de l'École, déclare avoir soi-
gné des enfants atteints de constipation volon-
taire; ils n'allaient pas aux cabinets par dé-
goût, et peu à peu, par une sorte d'accoutumance,
ils n'allaient plus à la selle que tous les trois
ou quatre jours. M. Sée a donc insisté vivement devant la commission sur les réformes
qu'il est nécessaire d'introduire dans le système
des latrines.

3° Puisards. — C'est encore là un point
des plus défectueux; il n'existe pas à l'École
normale de conduites d'égout; les eaux ména-
gères, les eaux de lavage sont jetées dans des
puisards; on y jette peut-être aussi quelquefois les
urines et des matières fécales. Ces puisards très
nombreux entourent, comme les cabinets, les bâtiments occupés par les élèves et contribuent
largement pour leur part à l'insalubrité de l'établissement. Ajoutons de plus que fréquemment
ils répandent une odeur intolérable. Il n'y a
eu ici encore qu'une voix dans la commission
pour demander la suppression de ces foyers
d'infection.

4° Régime des eaux. — Nous ne pouvons non plus passer sous silence la prove-
nance des eaux qui servent à l'alimentation de

l'école. Ces eaux viennent de la Seine, elles sont puisées dans le fleuve, en deux endroits différents. Habituellement elles sont fournies par le bassin de Chaillot, qui s'alimente au pont de l'Alma; mais, quand le bassin de Chaillot ne peut fournir l'eau en quantité suffisante, ce qui est assez fréquent, l'école est servie par la pompe d'Auteuil. Cette eau, qui arrive directement sans avoir séjourné dans un réservoir est très sale et de mauvais goût. Il ne serait pas impossible non plus que le fleuve ayant reçu, avant d'arriver là, une grande quantité d'immondices de la ville, ne contint, en ce point, le poison générateur de la fièvre typhoïde.

Étude du personnel. — Les élèves admis à l'École normale varient comme âge de 16 à 20 ans. Ils arrivent pour une notable part des départements. Quelques-uns, en très petit nombre, ont fait déjà un séjour dans des villes de province peu importantes comme population; mais, en somme, beaucoup de ces jeunes gens arrivent à Paris, entrent à l'école, venant de la campagne, de la vie au grand air; ils sont donc dans les conditions les plus favorables pour contracter la fièvre typhoïde, car si l'on consulte les statistiques, on voit que le maximum de fréquence de la fièvre typhoïde a lieu de 15 à 30 ans et que la maladie sévit particulièrement sur les personnes qui ont quitté la campagne pour venir habiter une grande ville.

Ces jeunes gens prédisposés par l'âge, prédisposés également par la non-acclimatation, sont, toutes choses égales d'ailleurs, dans un état de réceptivité morbide qui les expose tout particulièrement à la contagion.

Et ces jeunes gens ainsi prédisposés tombent dans un milieu déjà infecté; il n'y a pas lieu d'aller chercher ailleurs la cause de la statistique désastreuse que nous avons mentionnée plus haut.

Surmenage. — A ces causes viennent encore s'en joindre d'autres adjuvantes, sur lesquelles la commission appelle également l'attention.

Nous voulons dire le travail excessif, le surmenage.

Voici du reste l'emploi de la journée :

Lever à 5 heures.
De 5 heures 1/2 à 7 heures : étude.
De 7 heures à 8 heures : déjeuner et repos.
De 8 heures à 11 heures : classes.
De 11 heures à 12 heures : déjeuner et récréation.
De 12 heures à 3 heures : étude et classes.
De 3 heures à 4 heures : goûter et gymnastique.
De 4 heures à 6 heures : classes.
De 6 heures à 7 heures : dîner et récréation.
De 7 heures à 9 heures : étude.

On voit par ce tableau que les élèves travaillent de 5 heures du matin à 9 heures du soir et qu'ils ont en moyenne à peine deux heures et demie de récréation par jour. Encore beaucoup d'entre eux sont-ils forcés pendant ce temps de terminer leurs devoirs, ou, s'ils veulent se livrer à des travaux non compris dans les programmes, musique, etc., etc., c'est sur ces deux heures et demie de récréation qu'ils doivent prélever le temps qu'ils y consacrent.

Enfin, depuis plusieurs années, on a augmenté considérablement les programmes sans augmenter le temps d'études. Aussi, de l'avis de leurs maîtres, les élèves sont-ils surmenés.

Encombrement. — L'École normale, primitivement située dans des locaux vastes, s'est vue resserrée par l'adjonction de l'école Say, qui lui a pris au moins la moitié des bâtiments, Puis, on a augmenté successivement le nombre de chaque promotion, de telle sorte qu'aujourd'hui, il y a encombrement véritable. L'un des membres de la commission, M. Georgin, insiste sur ce point. Il a dirigé, à Grenoble, une école normale. Le nombre des élèves était de 45, réunis dans un espace très restreint; le nombre des malades à l'infirmerie était toujours de 5 ou 6.

L'établissement reconnu insuffisant, après les réclamations répétées de la part de notre collègue, fut transporté dans un autre local construit en plein champ sur ses indications. Un système de ventilation bien établi permettait le

libre renouvellement de l'air dans la salle d'é-
tude et au dortoir. Bien que le nombre des
élèves fût augmenté (64), M. Georgin n'avait
plus de malades à l'infirmerie en permanence,
comme dans le premier établissement.

Infirmerie. — L'infirmerie est située au
premier étage d'un petit bâtiment annexe de
l'école, mais à quelques mètres à peine des
salles d'études et des dortoirs; il n'y a donc
pas moyen d'isoler sérieusement les malades atteints de fièvres contagieuses.

Contrairement aux règles de l'hygiène la plus
élémentaire, on a installé, au rez-de-chaussée
de ce bâtiment, sous l'infirmerie, la cuisine et ses
dépendances.

M. Bouchardat insiste sur la nécessité absolue
de créer une infirmerie qui rende possible l'isolement complet des malades et des personnes qui
les soignent. Sinon, toutes les mesures hygiéniques qui pourraient être prises, perdraient une
grande partie de leur efficacité.

Établissements voisins. — La commission a cherché aussi à se renseigner, à titre de
comparaison sur l'état sanitaire des établissements d'instruction situés dans le voisinage.
M. le docteur Sée, médecin de l'école, nous a
donné à cet égard des renseignements précieux.
Il est le médecin d'un établissement privé situé
à peu de distance de l'École normale. Cet établissement contient 80 internes; notre confrère n'a

constaté, l'année dernière, aucun cas de fièvre
typhoïde. Il est vrai de dire que la population
scolaire est différente. Les enfants font dans cet
établissement leurs études complètes ; par con-
séquent ils y entrent vers l'âge de 9 à 10 ans,
c'est-à-dire à un âge ou la réceptivité est moins
grande : mais enfin, il y a un assez grand nombre
d'adolescents, de 30 à 40 environ qui sont, comme
ceux de l'École normale, prédisposés par leur
âge à contracter la fièvre typhoïde, et il faut
ajouter que, par rapport aux espaces occupés,
l'encombrement est à peu près le même dans les
deux établissements. Mais notre confrère fait
remarquer que les cabinets d'aisances, dans
l'établissement privé dont il est le médecin,
peuvent, comme propreté et comme installation, servir de modèle.

Un autre établissement, situé aussi dans le
voisinage de l'école, contenant une centaine
d'élèves dont l'âge varie également de 10
à 18 ans, a présenté deux cas de fièvre typhoïde.

Les deux personnes atteintes venaient de la
campagne. (Renseignement fourni par M. Lenient.)

Ces faits graves, révélés par notre enquête,
nous font un devoir d'insister énergiquement
auprès de l'Administration supérieure pour l'en-
gager à opérer des réformes considérables dans

les conditions d'installation de l'école normale des Instituteurs et des modifications dans la distribution des heures de travail et de repos, prescrites par la règle actuelle de cette école.

La Commission a vu avec peine que des jeunes gens, choisis pour la plupart parmi les meilleurs de la population de nos écoles primaires, sont envoyés, après avoir subi leurs examens d'admission, dans un établissement scolaire où un d'eux sur quatre, en moyenne, a pu contracter cette affection redoutable, la fièvre typhoïde, si grave par elle-même pendant sa durée, si grave aussi par les suites qu'elle peut laisser.

Conclusions A.

Causes de l'endémie typhoïde

La fièvre typhoïde existe à l'état endémique à l'École normale; il n'y a pas eu, comme nous l'avons fait remarquer, plusieurs épidémies distinctes les unes des autres : il est vrai qu'à certains moments, sous l'influence de conditions encóre mal déterminées, la maladie s'est étendue et a semblé prendre le caractère épidémique; mais des cas isolés s'observaient encore dans l'intervalle de deux épidémies successives et servaient de trait d'union.

Il existe, en résumé, depuis l'établissement de l'École normale dans cette maison, une suite non interrompue de cas de fièvre typhoïde qui révèlent la présence d'un foyer endémique.

Comment ce foyer s'est-il produit? Existait-il avant l'occupation par l'armée et par les fédérés? L'infection typhique date-t-elle de cette époque? Le défaut de renseignements nous force à rester dans le doute; c'est là, du reste, un point secondaire dans la question qui nous occupe ; le point important était de constater l'existence de ce foyer endémique.

Il est probable que le sol est contaminé ; il n'est pas impossible que les murailles elles-mêmes soient infectées.

Les médiateurs de la contamination sont surtout les cabinets et les fosses où séjournent et fermentent les matières fécales et les urines qui, provenant de typhiques, renferment l'agent infectieux de la maladie. Outre les déjections des typhiques qui créent incontestablement un danger permanent, il faut encore tenir compte de la genèse possible du poison par le seul fait d'une fermentation putride spéciale des matières organiques non contaminées que renferment ces fosses. Nous pouvons faire les mêmes observations au sujet des puisards dans lesquels on jette les eaux de lavage, des débris d'aliments en décomposition et peut-être quelquefois, malgré la surveillance, l'urine et les matières fécales.

Ces causes permanentes d'infection ont provoqué avec une fréquence exceptionnelle le développement de la maladie, parce qu'elles ont pu agir sur une population exceptionnellement prédisposée par :

L'âge,
L'origine,
Le défaut d'acclimatement,

La fatigue nerveuse,
L'insuffisance de la vie au grand air,
Le défaut d'activité corporelle.

Peut-être la mauvaise qualité des eaux puisées dans le fleuve, à un niveau où il est souvent contaminé, a-t-elle pu produire des cas isolés et provoquer ou renouveler ainsi l'infection de la maison. C'est un point à surveiller.

Conclusions B.

MOYENS DE REMÉDIER A CETTE ENDÉMIE

Nous sommes arrivés au but pratique de notre travail, à l'exposé des moyens propres à porter remède à un pareil état de choses.

Pour y arriver, il faut tout d'abord supprimer les causes permanentes qui empêcheraient la désinfection, et en conséquence :

(a) *Supprimer les fosses fixes et les puisards* ;
(b) *Créer des égouts* ;
(c) *Faire du drainage dans les parties basses* ;
(d) *Réformer le système des latrines*.

Il faut organiser les cabinets d'aisance, de telle sorte qu'ils ne répandent plus d'émanations infectes, répugnantes et surtout nuisibles. — Pour cela deux conditions sont essentielles, quel que soit le système que l'on adopte ; il faut un obturateur et une circulation d'eau. Nous préférons de beaucoup aux autres systèmes les cabinets avec siège ; ils sont plus commodes et plus faciles à entretenir propres.

Ces cabinets devront être maintenus dans un état de propreté parfaite. Pour obtenir ce résultat, on devra rendre responsable (comme il est naturel) tout élève qui quitte les cabinets, de la propreté de ces cabinets. Aussi est-il indispensable que ces cabinets soient très bien installés, faciles à nettoyer et d'une propreté absolue, quand ils seront livrés aux élèves.

Nous insistons à dessein sur ces détails, car il nous paraît très utile d'habituer à ces soins de propreté, dans l'école même, ceux qui doivent élever les enfants du peuple. — Si ces jeunes gens ne prennent pas eux-mêmes ces bonnes habitudes, pendant leur séjour à l'École, ils ne seront pas plus sévères pour leurs élèves qu'on ne l'a été pour eux.

C'est là un point d'hygiène domestique bien négligé dans nos villes et surtout dans nos campagnes, et les instituteurs rendraient un grand service en habituant les enfants à ces soins de propreté élémentaires.

(e) *Avoir le nombre de cabinets nécessaires, mais pas au delà*. Les cabinets nous ont paru trop nombreux, surtout dans la maison.

(f) *Supprimer les urinoirs des cours* et les remplacer par des cuvettes à circulation d'eau, le tout emporté par l'égout ou par des fosses mobiles.

Quand ces causes permanentes d'infection auront disparu, il faudra désinfecter la maison; on devra donc :

(a) *Enlever les matériaux humides ou pourris,*

(b) *Recouvrir les parois d'un stuc qui rende le lavage possible.* Cet enduit devra au moins revêtir les pièces où les élèves séjournent pendant un temps assez long; il est indispensable dans les dortoirs, surtout si l'on veut garder le système de cloisonnement actuel.

Le lavage devra être fait au moins toutes les semaines.

(c) *Empêcher que les vases de nuit soient cachés dans des tables de nuit.*

En Angleterre, dans nombre de maisons d'éducation, on met simplement le vase de nuit sous le lit, c'est le meilleur moyen pour les surveillants de s'assurer qu'il est propre. D'autre part, les tables de nuit de nos écoles sont en bois et sont bien vite imprégnées d'une mauvaise odeur. Si on veut garder les tables de nuit, elles doivent être en marbre à l'intérieur et lavées souvent.

(d) *Créer une infirmerie qui permette l'isolement vrai des malades et des personnes qui leur donnent des soins.*

(e) *Enlever du dortoir et désinfecter immédiatement le lit de tout élève atteint de fièvre typhoïde.*

Enfin il nous reste encore quelques observations à faire concernant les élèves eux-mêmes ou plutôt l'emploi qu'on leur prescrit du temps de la journée. Nous croyons qu'il serait bon de *diminuer le nombre des heures de travail*, et d'*augmenter le nombre des heures d'exercice corporel réel*, sans permettre que ces heures puissent être employées à d'autres occupations. C'est surtout, il nous semble, pendant la première année, pendant la période difficile de l'acclimatement, que l'on devrait réformer largement l'emploi de la journée dans le sens que nous venons d'indiquer.

En dernier lieu la Commission croit utile qu'un travail d'ensemble soit entrepris sur l'état sanitaire des Écoles Normales d'Instituteurs. Il faut, pour ces sortes d'établissements scolaires, une installation spéciale, en raison de la prédisposition extrême de ces jeunes gens pour la fièvre typhoïde en particulier. Il y a entre les élèves des Lycées et les élèves des Écoles Normales d'Instituteurs une différence très grande au point de vue de la réceptivité morbide : les premiers entrent au Lycée à un âge où la fièvre typhoïde est relativement rare, et s'acclimatent peu à peu ; il en résulte pour eux une certaine immunité. Les seconds, au contraire, sont exposés à contracter la maladie, comme les jeunes soldats qui arrivent à l'armée. On sait avec quelle intensité la fièvre typhoïde sévit parfois dans certaines casernes ! Et là encore quelle différence entre le soldat et l'élève-instituteur au point de vue hygiénique ; l'un vit au grand air ; l'autre vit confiné dans un espace restreint. La commission est donc d'avis qu'il y a lieu de prendre des dispositions toutes spéciales pour les Écoles Normales.

La Commission, après délibération, a adopté les conclusions de ce rapport.

SAINT-CLOUD. — IMPRIMERIE Vᵉ EUG. BELIN ET FILS.